AF457184

ACADÉMIE DES SCIENCES

L'Eau de Vichy et l'Eau de Seltz révélateurs... du Sang humain

M. Guignard a fait hier, à l'Académie des Sciences, de la part de M. Sartory, attaché au laboratoire de l'Ecole supérieure de pharmacie, une communication qui est appelée à avoir le plus grand retentissement en matière de médecine légale.

Jusqu'à présent, les experts, pour rechercher des taches de sang humain sur les tissus, procédaient à une opération chimique dite « réaction de Mellère ».

Or, M. Sartory vient de découvrir que l'on obtient une réaction identique avec de l'eau de Vichy, avec d'autres eaux minérales et même simplement avec de l'eau de Seltz.

On voit toute l'importance de cette constatation en matière criminelle ; dorénavant, les magistrats, les agents chargés d'une instruction pourraient eux-mêmes se faire déjà une opinion sur la nature de taches qu'on soupçonne produites par du sang humain, quitte à en demander ensuite confirmation aux experts chimistes. — SALAGNAC.

Compagnie des Eaux Minérales

DE

LA BOURBOULE

Source CHOUSSY-Perrière

COMPAGNIE

DES

EAUX MINÉRALES DE LA BOURBOULE

(PUY-DE-DOME)

SITUATION DE LA BOURBOULE

PLACÉE au milieu des montagnes de l'Auvergne, dans un des sites les plus pittoresques de la vallée de la Dordogne, à quelques kilomètres de la ville du Mont-Dore, la Bourboule n'est qu'à onze heures de Paris par la ligne directe de Bourges et Montluçon; et prochainement la durée du voyage sera encore abrégée par la construction, maintenant décidée et en voie de préparation, du chemin de fer de Laqueuille à la station thermale. Pendant tout l'été, de nombreux trains express desservent La Bourboule, et des billets directs sont délivrés par toutes les gares des chemins de fer d'Orléans et de P.-L.-M., sauf par celle de Paris pour ce dernier réseau.

LA BOURBOULE ACTUELLE

LA progression croissante du nombre des baigneurs a provoqué la construction rapide de nombreux hôtels, villas et maisons meublées; aussi les neuf mille étrangers venus en 1892 ont-ils facilement trouvé des logements confortables, tandis que les trois établissements thermaux suffisaient amplement à leur traitement. Le service médical est assuré par vingt docteurs, un chirurgien-dentiste et deux pharmaciens.

Source CHOUSSY-Perrière. — En vente chez tous les Pharmaciens.

La Bourboule possède un bureau de poste et de télégraphe permanent installé, de même que le commissariat de police, dans les bâtiments de l'hôtel de ville, en face de l'établissement des Thermes. — Une bibliothèque communale très bien composée est mise gracieusement à la disposition des étrangers. (S'adresser à l'instituteur, M. Passemard.)

PROPRIÉTÉS DES EAUX

L'EAU minérale **Choussy-Perrière**, que Guéneau de Mussy expérimentait avec succès, il y a près de trente ans, dans les hôpitaux de Paris, doit ses propriétés aux éléments qui la constituent.

COMPOSITION DE L'EAU DE LA BOURBOULE

(Analyse faite par MM. **Jules LEFORT** et **BOUIS**, membres de l'Académie de médecine et publiée dans le rapport de M. Poggiale, séance du 18 mai 1878.)

ANALYSE ÉLÉMENTAIRE	gr.
Résidu salin par litre	4.938
Arsenic métallique	0.00705
Acide carbonique libre et combiné	1.7654
— chlorhydrique	1.8517
— sulfurique	0.1175
— arsénique	0.01081
— silicique	0.1200
Soude	2.4121
Potasse	0.1025
Lithine	indiquée
Chaux	0.0739
Magnésie	0.0135
Alumine	indices
Peroxyde de fer	0.0021
Oxyde de manganèse	traces
Matière organique	indices
	6.46951

COMPOSITION HYPOTHÉTIQUE	gr.
Arsenic métallique	0.00705
ou Acide arsénique	0.01081
ou Arséniate de soude du Codex	0.02847
Acide carbonique libre	0.0518
Chlorure de sodium	2.8406
— de potassium	0.1623
— de lithium	indiqué
— de magnésium	0.0320
Bicarbonate de soude	2.8920
— de chaux	0.1905
Sulfate de soude	0.2084
Peroxyde de fer	0.0021
Oxyde de manganèse	indices
Acide silicique	0.1200
Alumine	indices
Matière organique	indices
	6.4997

Source CHOUSSY-Perrière. — En vente chez tous les Pharmaciens.

En confirmant ces résultats, les analyses communiquées à l'Académie par M. Riche, le 10 février 1880, ont constaté que la source Choussy contient 0 gr. 017 de chlorure de lithium. Ses applications résultent de son caractère mixte d'eau chlorurée sodique, lithinée, bicarbonatée et arsénicale.

LES ÉTABLISSEMENTS

Les trois établissements balnéaires, les Thermes, l'établissement Choussy et l'établissement Mabru contiennent ensemble cent soixante-dix cabinets de bains munis d'appareils de douches. On y trouve en outre des salles de vapeur, de pulvérisation, de grandes douches, de massage, d'inhalation, de douches nasales, de bains de siège, de bains de pieds, etc. Appartenant à la Compagnie des Eaux, ils sont alimentés tous les trois par la source *Choussy-Perrière*, et les mêmes soins y sont donnés à tous les malades; la différence des prix est seulement motivée par le luxe plus ou moins grand des locaux et du linge.

Les tarifs sont affichés dans tous les établissements; des notices détaillées sont adressées franco aux personnes qui les demandent *au Siège social, à Paris, 30, rue Saint-Georges,* ou au *Régisseur de la Compagnie, à La Bourboule (Puy-de-Dôme).*

DISTRACTIONS

Un *Comité des Fêtes*, constitué en 1891 dans le but de grouper toutes les bonnes volontés, est appelé à rendre de grands services en contribuant à procurer des divertissements variés aux baigneurs et à créer des chemins faciles dans la montagne. La station thermale a d'ailleurs deux casinos, dont l'un, tout nouvellement construit, appartient à la Compagnie des Eaux, c'est le Casino des Thermes. Situé au centre de la ville, en face du grand établissement et à l'entrée du beau parc de Fenestre, il est entouré, sur trois côtés, d'une terrasse d'où l'on jouit d'une vue magnifique sur les monts Dore et les vallées de la Dordogne et de Vendeix. — D'excellents musiciens donnent, plusieurs fois par jour, des concerts sur cette terrasse et dans le parc.

Le Casino comprend une belle salle de spectacle, un cercle, des salons de lecture et de conversation, un restaurant, des salles de café, de billard, etc. — L'ameublement est luxueux, la décoration artistique et du meilleur goût, les dégagements larges et commodes.

En sortant du *Casino des Thermes*, du côté sud, on se trouve dans le grand parc, dit *Parc Fenestre*, qui, pendant la plus grande partie de la journée, est le rendez-vous des hôtes de La Bourboule devenue, comme on le sait, la station préférée des enfants et des familles. — Théâtre de Guignol, jeux de tennis et de croquet, gymnase, salle d'armes, sont réunis dans ce superbe parc dont les allées ombragées, les jolies pièces d'eau, les points de vue variés, font à la fois un lieu de délices et de repos pour ceux qui le fréquentent.

La Bourboule est, en outre, le centre des excursions les plus intéressantes, dont un grand nombre peuvent être faites aussi bien en voiture qu'à pied ou à cheval. — Voici l'indication des principales :

La vallée et la roche de Vendeix; les villages de Saint-Sauves et de Liornat; la route du Mont-Dore; le salon de Mirabeau; le salon du Capucin; les cascades de la Vernière et du Plat-à-Barbe; la grande cascade; la cascade de Queureilh; la vallée de la Cour et la gorge d'Enfer; le pic Sancy; le lac Guéry et les roches Tuilière et Sanadoire; la vallée de Chaudefour; le lac Chambon; le château de Murols, etc., etc.

ANÉMIE, CHLOROSE, LYMPHATISME

C'EST l'action éminemment reconstituante de l'eau de la Bourboule qui a fait de cette ville d'eaux la station des enfants Sous son influence, l'appétit reparait, les fonctions digestives se régularisent, les forces augmentent de jour en jour. Ces résultats, si promptement obtenus dans la station, ont été constatés également dans les hôpitaux, où l'eau **Choussy-Perrière** transportée a toujours réussi contre l'anémie, même accompagnée de dyspepsie et dégoût des aliments. Elle arrête les vomissements, fait cesser les souffles anémiques du cœur, et rend en peu de temps aux malades leurs couleurs et leurs forces.

Son action a aussi une efficacité bien connue dans le traitement général de la scrofule, dont les diverses manifestations telles que les engorgements ganglionnaires, les tumeurs blanches, etc., sont rapidement améliorés par l'usage de l'eau en boisson combiné avec le traitement balnéaire.

AFFECTION DES VOIES RESPIRATOIRES

DANS les maladies de ce genre encore des observations très concluantes ont été recueillies, soit à la station, soit dans les hôpitaux de France et de l'étranger. L'eau *Choussy-Perrière* combat victorieusement les angines granuleuses, les laryngites, l'asthme, l'emphysème et les bronchites. Aussi la progression toujours croissante des malades de cette catégorie a-t-elle motivé le développement donné dans les trois établissements au service des inhalations. — Chez les malades atteints de phtisie peu avancée, l'usage de l'eau de La Bourboule amène le retour des forces et souvent une amélioration rapide leur permet de reprendre toutes leurs occupations.

MALADIES DE LA PEAU — DARTRES ET ROUGEURS

LA spécialité d'action de La Bourboule dans ces affections est établie depuis longtemps. Du reste, l'heureuse influence des eaux arsenicales sur les véritables herpétides a été constatée par Bazin et Gubler. L'efficacité de l'eau *Choussy-Perrière* a été également reconnue par MM. Rotureau et Durand-Fardel dans l'eczéma, le psoriasis et la plupart des maladies de la peau. — Son emploi en lotions, aussi chaudes que possible, combiné avec la boisson, fait disparaître en quelques jours les dartres légères et entretient la beauté et la souplesse de la peau.

FIÈVRES INTERMITTENTES — CACHEXIE PALUDÉENNE

GUBLER a fait remarquer que l'heureuse influence de l'eau de La Bourboule dans la cachexie paludéenne est due à l'alliance de l'arsenic avec les autres substances minérales qu'elle contient. Du reste, la cure des fièvres intermittentes est une des plus anciennes indications de La Bourboule; aussi M. Rotureau a-t-il écrit : « Dans les fièvres intermittentes

« paludéennes ayant résisté à tout traitement, et durant des années quelquefois, ces eaux *intus et extra* ont amené des « guérisons qui semblaient désespérées et ravivé des forces près de s'éteindre. »

RHUMATISMES — GOUTTE

Ces eaux conviennent au rhumatisme dans tous ses types (Dr E. Le Brêt). L'installation très complète des salles de douches et des services d'hydrothérapie permet de traiter les rhumatisants avec grand succès. Le rhumatisme noueux spécialement est remarquablement amélioré à La Bourboule, qui doit être également recommandée aussitôt que se manifestent les premiers symptômes de la cachexie goutteuse.

DIABÈTE

L'alliance du chlorure de sodium au bicarbonate de soude, à l'arsenic et à la lithine, devait faire présumer le succès de l'*Eau Choussy-Perrière* dans le traitement du diabète. Près de deux cents observations relatées dans la remarquable étude publiée en 1889 par le regretté docteur Danjoy ont établi son efficacité. Il a particulièrement signalé son action chez les diabétiques affaiblis et atteints d'azoturie, ainsi que chez ceux dont la glycosurie a pour cause un fonctionnement insuffisant de la peau ou de la muqueuse bronchique.

Dans une leçon magistrale faite en avril 1890 à l'hôpital Bichat, M. le professeur Huchard, rappelant les résultats obtenus par M. le docteur Martineau au moyen d'une solution lithinée arsenicale, reconnaît dans l'eau de La Bourboule tous les éléments nécessaires au traitement du diabète, et il conclut que « si parmi les diabétiques, ce sont surtout les épuisés, les anémiques, les malades à tendances consomptives, qui se trouvent bien à La Bourboule, et mal à Vichy, le traitement arsenical est encore le meilleur, et les eaux de La Bourboule répondent le mieux à la plupart des indications dans le diabète. »

LABORATOIRE D'ANALYSES MÉDICALES

Un laboratoire d'analyses médicales et de recherches microbiologiques a été installé au commencement de l'année 1891 dans un des établissements thermaux de La Bourboule. Il est dirigé par M. Lafon, chimiste expert, lauréat de l'académie, ex-préparateur de la faculté de médecine de Paris. En permettant au médecin consultant de se rendre à toute époque un compte exact des résultats du traitement dans certaines catégories de maladies, ce laboratoire rend les plus grands services aux clients de La Bourboule, qui ont déjà montré combien ils en apprécient l'utilité.

L'EAU TRANSPORTÉE

L'eau *Choussy-Perrière* se conserve parfaitement en bouteilles sans perdre aucune de ses propriétés, comme l'ont constaté les médecins les plus éminents. Son emploi est très facile, puisqu'un tiers de bouteille équivaut à la dose moyenne à laquelle on administre l'arsenic sous forme pharmaceutique. On la boit soit une demi-heure avant le repas, soit en mangeant, mêlée au vin.

Expédition par caisses de 30 et de 50 bouteilles.

Adresser les demandes au régisseur de la Compagnie à La Bourboule (Puy-de-Dôme), ou au siège social, 30, rue Saint-Georges, à Paris.

ENVOI FRANCO DE NOTICES & PROSPECTUS

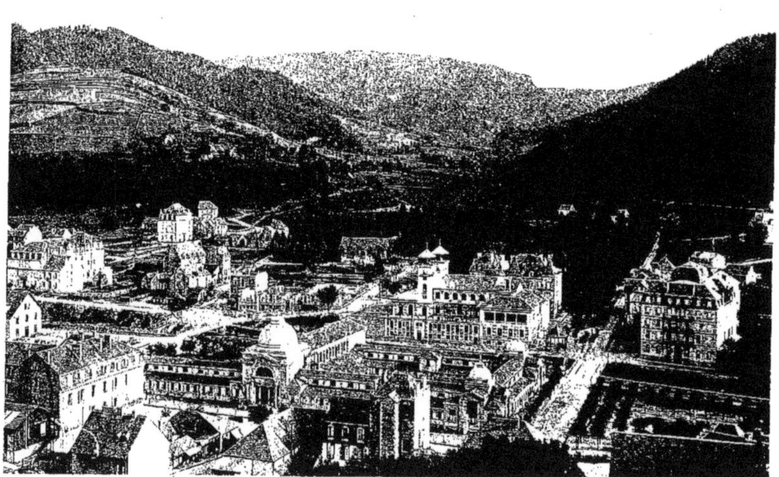

LES THERMES, LE CASINO, LE PARC ET LA VALLÉE DE VENDEIX,
VUS DU ROCHER DE LA BOURBOULE.

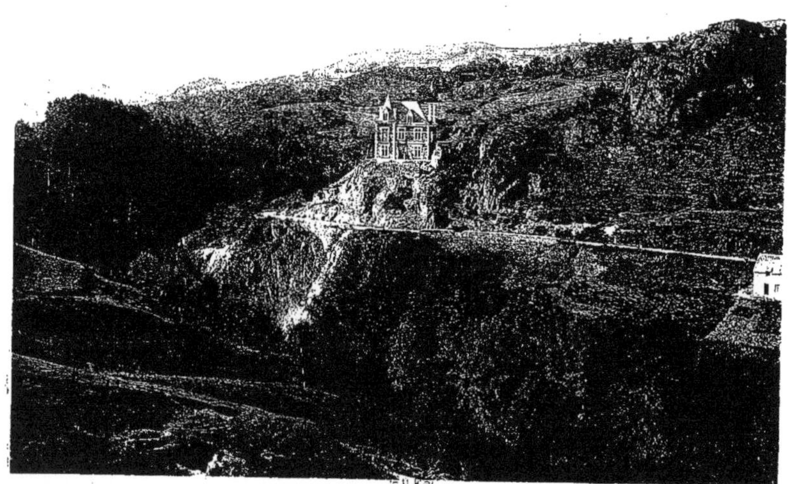

LA ROCHE DES FÉES ET LA ROUTE DE SAINT-SAUVES.

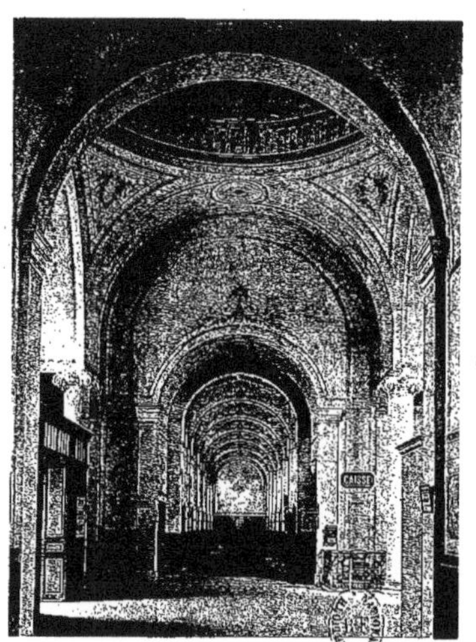

THERMES. — DOME CENTRAL ET GALÉRIE MIXTE.

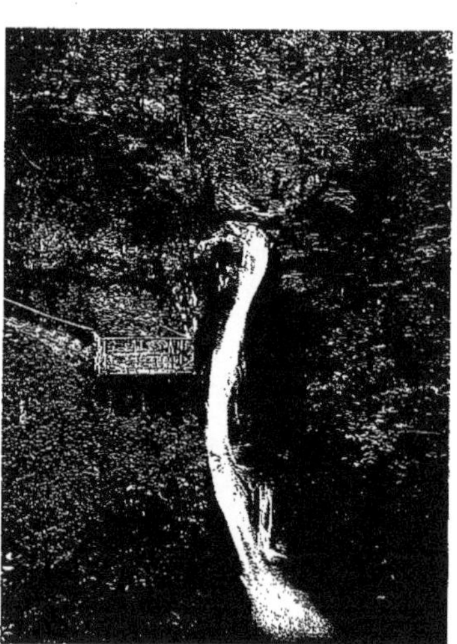

CASCADE DU PLAT A BARBE.

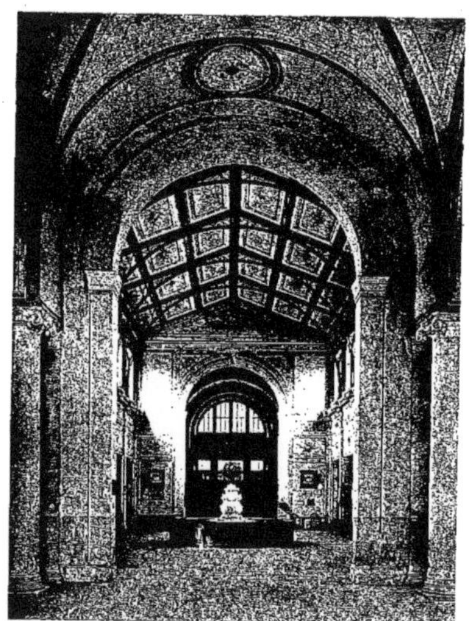

THERMES. — BUVETTE.

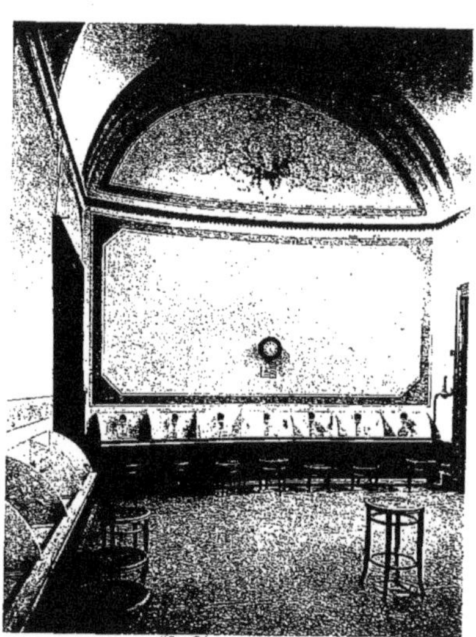

THERMES. — SALLE DE PULVÉRISATION.

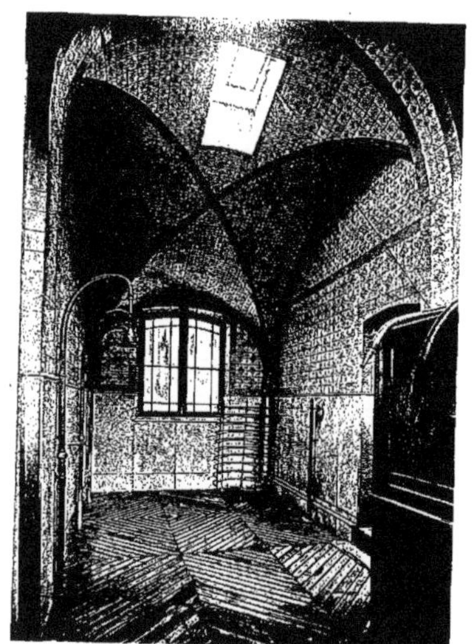

THERMES. — SALLE DE DOUCHES.

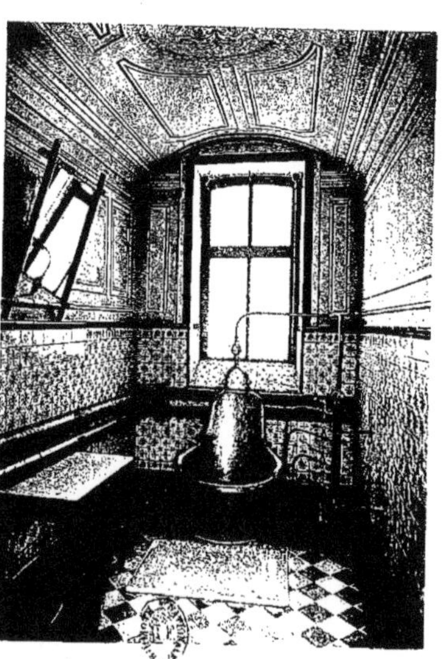

THERMES. — BAIN DE SIÈGE.

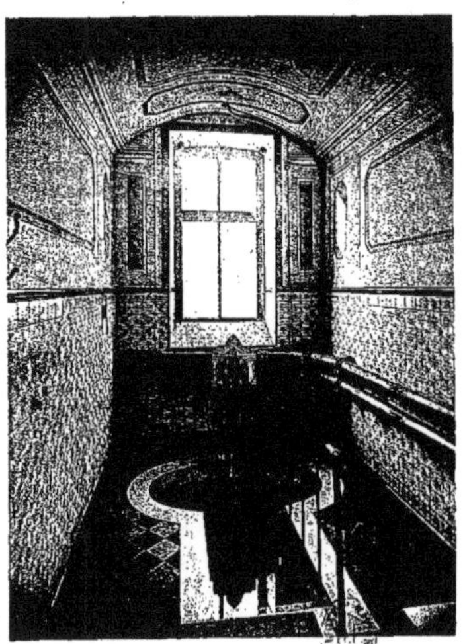

THERMES. — CABINET DE BAIN PROLONGÉ.

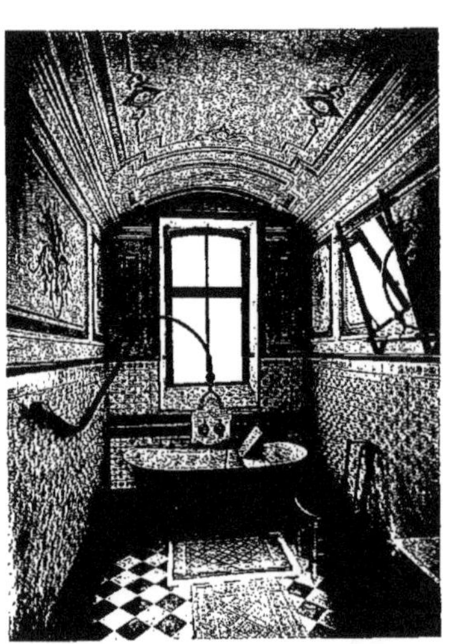

THERMES. — CABINET DE BAIN ORDINAIRE.

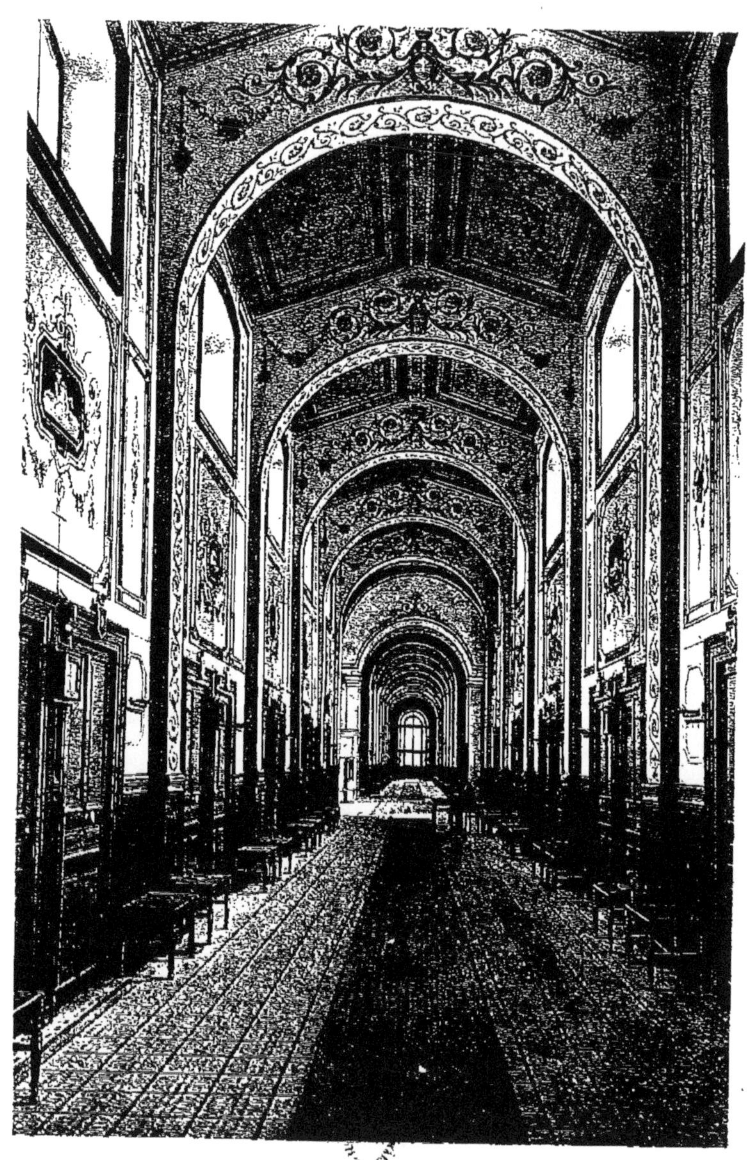

THERMES. — GALERIE DES HOMMES.

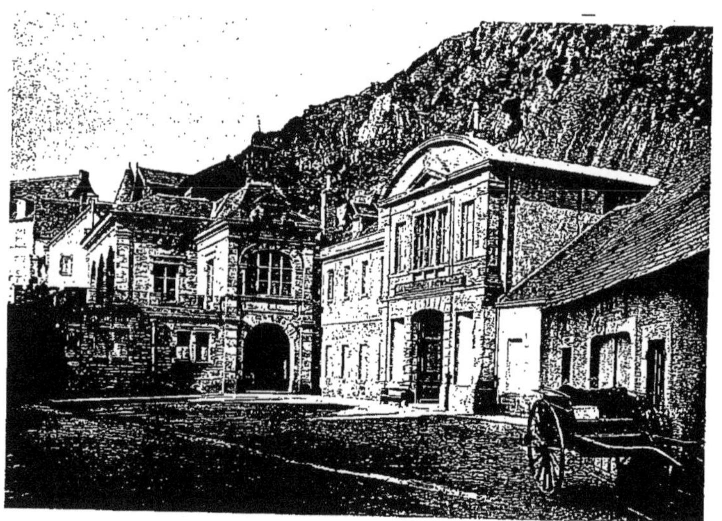

ÉTABLISSEMENT CHOUSSY.

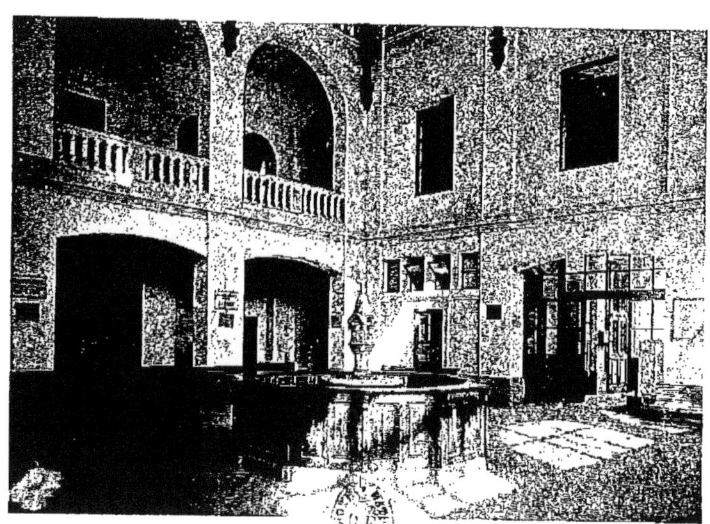

BUVETTE CHOUSSY.

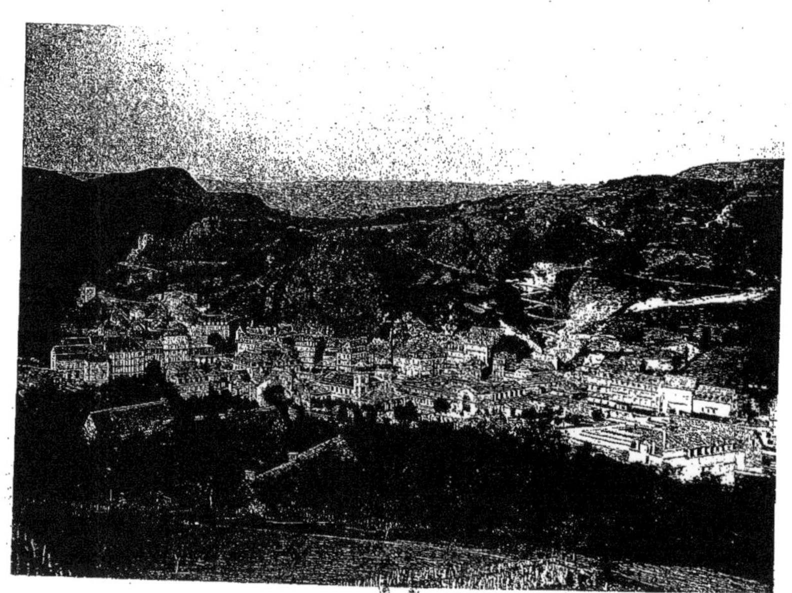

LA BOURBOULE VUE DE F NESTRE.

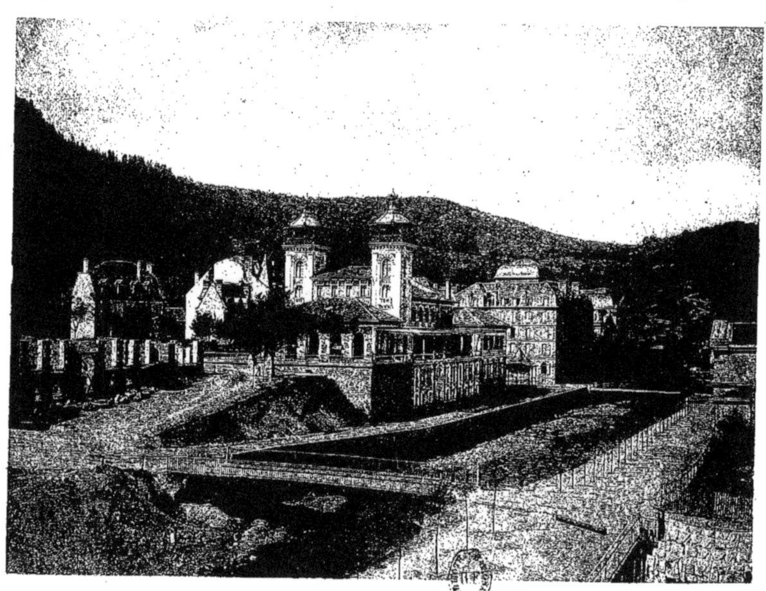

LE CASINO DES THERMES.

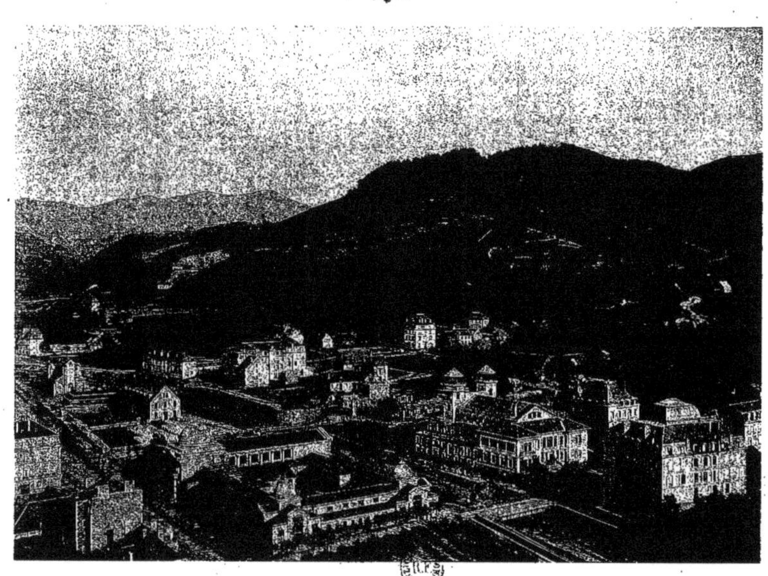

LA BOURBOULE, FENESTRE ET LE PREGNOUX.

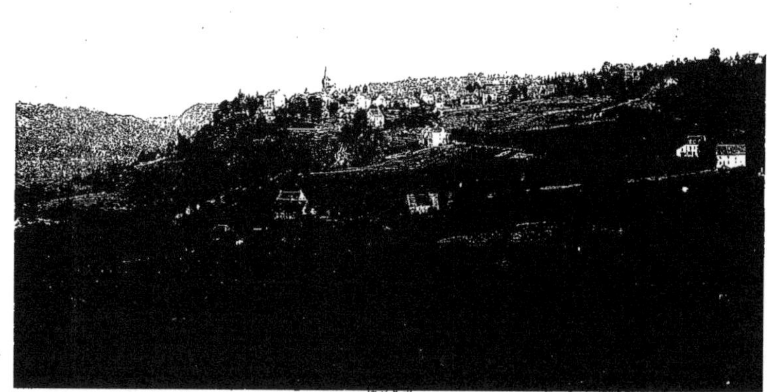

VUE DE SAINT-SAUVES.

Hôtel des Iles Britanniques

J. DONNEAUD

MAISON DE PREMIER ORDRE

Table d'Hôte et Restaurant - 100 Appartements pour Familles

ASCENSEUR

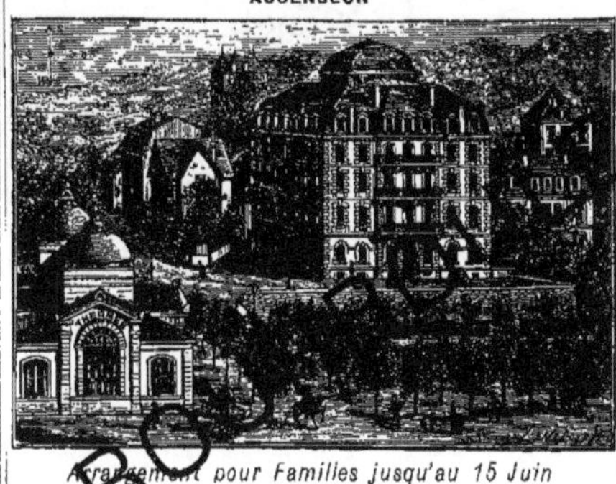

Arrangement pour Familles jusqu'au 15 Juin et après le 15 Août.

ENGLISH SPOKEN

GRAND HOTEL DE PARIS

Maison de premier ordre

Villas et Appartements pour Familles et Salons

TABLE D'HOTE ET RESTAURANT

Madame LEQUIME, Propriétaire

L'hiver, grand hôtel d'Orient, à Hyères

VILLA PAULINE ET VILLA ROBERT

agencées pour une nombreuse famille.

Douze pièces. - Cuisines. - Office. - Salle de bain

JARDINS, EAUX VIVES

ÉCURIES & REMISES

S'adresser pour la location :

A M. GARDIN, architecte, à La Bourboule

Ou à M. DELAMARRE, 8 *bis*, rue Laurent-Pichat, à Paris

HOTEL de VENISE

AVENUE DE SAINT-SAUVES

BOUCHEIX-DAVID, Propriétaire

Vue splendide sur la vallée — Prix modérés

GRAND HOTEL DE L'UNIVERS

Le plus central de la Station

TABLE D'HOTE — RESTAURANT

VILLAS POUR FAMILLES

ENGLISH SPOKEN — Maison de premier ordre — ENGLISH SPOKEN

Vve CASENAVE et Fils, propriétaires

Prière d'écrire à l'avance pour retenir les Appartements

AU FIDÈLE BERGER

ARDIZZONE-SERGÈRE, Confiseur-Pâtissier

Maison fondée en 187[illegible]

Spécialité de Pâtes d'Abricots, Fruits confits et Pralines d'Auvergne, Sucre d'Orge à l'eau thermale, Bonbons pectoraux

DEMANDEZ L'ARDIZZOLINE

VINS FINS ET LIQUEURS DE LA BOURBOULE

DÉPÔT DE LA LIQUEUR DU MONT-DORE

PATISSERIE SUR COMMANDE — GLACES ET SORBETS

PHARMACIE DES ÉTABLISSEMENTS

Maison fondée en [illegible]

SITUÉE EN FACE DE L'ÉTABLISSEMENT THERMAL

PRÈS L'HOTEL DE VILLE

L. PIPET, PHARMACIEN-CHIMISTE

ÉLÈVE DE L'ÉCOLE SUPÉRIEURE DE PARIS

LABORATOIRE SPÉCIAL POUR ANALYSES CHIMIQUES ET MICROSCOPIQUES

PHARMACIE THERMALE

J. SOUCHAL

PHARMACIEN-CHIMISTE

Place Louis Choussy

EN FACE DE L'ÉTABLISSEMENT

BOURBOULE-CHOUSSY

VILLA-CHATEAU
Appartements meublés, très confortables, pour familles, à proximité des Etablissements et du Casino.

Grand Jardin.

MAISON MEUBLÉE
en face l'Etablissement Choussy, **Guillaume-Gandelon,** propriétaire. Villa pour familles.

Bons soins. — Prix modérés.

GRAND HOTEL DU LOUVRE
La Bourboule (Puy-de-Dôme), Maison de premier ordre. — Se habla espanol. — English spoken. **L. Duittoz-Jury**, propriétaire. — L'hiver à Nice, Grand Hôtel de Paris.

CAFÉ DE LA PAIX
Maison meublée. **Simon-Roux.**

HOTEL DES VOYAGEURS
A proximité des Etablissements, près l'église. — Table d'hôte. Service particulier. — Restaurant. — **Fournier-Léonard.**

VILLA DE FLORENCE
Appartements meublés, pour familles, située entre les deux parcs.

HOTEL DE LORRAINE
Près le grand Etablissement, en face l'église.

Mme Muel, propriétaire.

HOTEL DU MIDI
en face de l'Etablissement Choussy, **Mourichoux.** — Cuisine bourgeoise. — Prix modérés.

HOTEL ET VILLA DU TROCADÉRO
Janton, propriétaire; avec jardin, en face le grand Etablissement et le parc Fenestre. — Appartements meublés pour familles. — Table d'hôte et service à la carte. Prix modérés.

FABRIQUE DE TOILES ET LINGE DE TABLE
Fourt, fabricant à Billom (Puy-de-Dôme). — Spécialités pour établissements et hôtels. — Gros et détail.

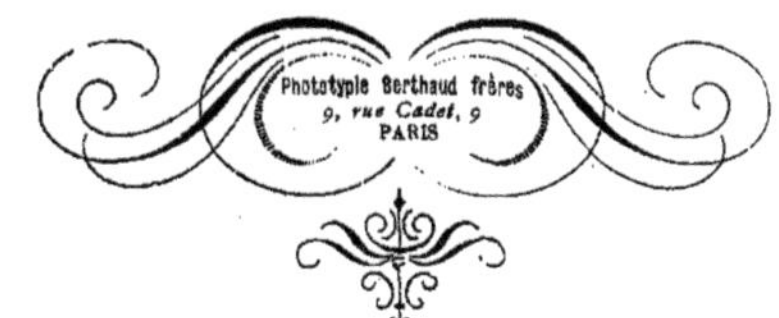
Phototypie Berthaud frères
9, rue Cadet, 9
PARIS

www.ingramcontent.com/pod-product-compliance
Ingram Content Group UK Ltd.
Pitfield, Milton Keynes, MK11 3LW, UK
UKHW022145190726
13855UKWH00003B/1353